Ducloz.

par Ducloz

DISSERTATION
DE

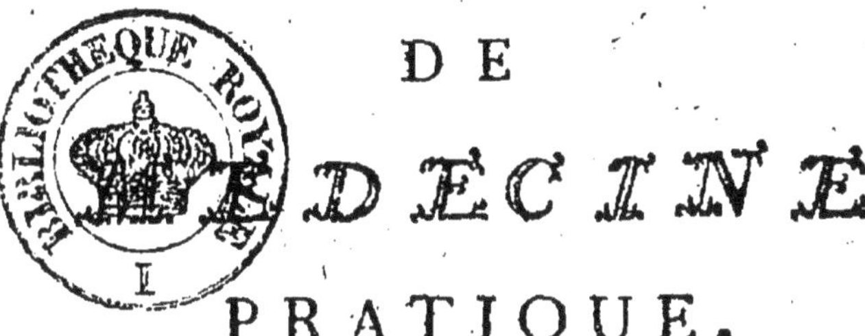

MÉDECINE
PRATIQUE,

Contenant les signes caractéristiques de la lèpre des Anciens, son peu d'analogie avec la Phyllitique selon le sentiment de Boerhaave, & où l'on propose une méthode courte & facile, ayant pour base l'observation & l'expérience, pour la guérison de tout symptôme, provenant d'une dépravation des humeurs ou d'un vice Phyllitique scrophuleux & psorique récens ou invétérés.

Hæc therapeia curatoria tutissima & efficacissima est, cæteris omnibus methodis meritò præferenda ad morbum venereum curandum & penitùs expellendum.

DAns le nombre des maladies énoncées ci-dessus, il est constant qu'on ne parvient aujourd'hui qu'à en détruire les apparences & que le germe reste à l'intérieur & s'y pullule d'une maniere occulte par l'inſuffiſance de certains remèdes *abuſifs* trop âcres qui produiſent aux tempéramens foibles & délicats l'atonie & la déſorganiſation de toute la machine, qui eſt ordinairement précédée de la diſſolution ou décompoſition des parties intégrantes du corps, dont la ſtructure ſi bien élaborée ne peut-être maintenue dans ſon état de perfection qu'en conſervant l'harmonie & l'équilibre parfait des humeurs qui n'eſt reſtitué que par l'adreſſe & la ſagacité d'un habile Médecin, qui prévoit ſelon la forme, le caractere & les ſymptômes, l'état contre nature, dont l'œconomie animale eſt l'éſée & qui remédit à ſes cauſes.

Il eſt à la vérité ſatisfaiſant, & d'une grande importance pour le bien public de trouver une méthode curative courte, & ſans équivoque, avec les moyens propres à peſer & évaluer la vertu de toutes les ſubſtances pour être capable de les adminiſtrer à propos, & n'employer que celles qui n'ayent de l'action que ſur la partie ſeule affectée, en laiſſant le reſte du corps ſain dans ſa parfaite intégrité.

Sans cette prévoyance & combinaiſon, les malades ſeront continuellement expoſés & ne ſe débaraſſeront jamais de leur infirmité ſans en courir les riſques d'une rechute pire.

Le travail pénible & particulier que j'ai fait ſur ces affections ne me laiſſe rien à déſirer pour l'art de les guérir; c'eſt pourquoi, toutes les fois qu'il m'a été confié des malades, j'ai toujours fait précéder à mes obſervations l'expérience,

& l'une conduisant à l'autre, j'ai délivré mes malades des symptômes les plus graves.

Quinze années d'expérience dans l'étude de cette maladie ont été suffisant pour me faire connoître que les moyens employés jusqu'ici n'ont été que palliatifs, & par conséquent insuffisans pour en extirper & détruire la cause ; ainsi convaincu par la pratique de ce qui vient d'être ci-dessus motivé, que ne doit-on pas craindre de cette aveugle routine qui renverse & ruine des milliers d'hommes enlève du sein de sa famille un pere à ses enfans, une épouse à son mari & des sujets précieux à la postérité.

Tous ces motifs ne sont-ils pas assez fondé pour animer une ame sensible, aux peines de ses semblables à la découverte d'un spécifique qui remplisse plus agréablement les vues du Médecin, qui ne sont pas seulement de rétablir les malades ; mais de substituer au mercure & à ces différentes préparations corrosives, une méthode & une voie plus sûre, pour que le tempérament le plus foible attaqué de cette contagieuse maladie puisse se soustraire au ravage & désordre que causent les procédés ordinaires.

On conviendra avec raison qu'un médicament qui remettra promptement l'oscillation des fluides, qui dissolvera l'engorgement des glandes en attenuant & brisant les coagulations & épaississemens qui y seront stagnans, qui pénétrera dans les vaisseaux du plus petit diamêtre, qui se fera route au travers des vaisseaux secreteurs obstrués, est sans contredit un remède salutaire & un prophylactique reconnu, puisqu'en faisant disparoître & détruisant toutes ces causes, nous chassons de notre foible individu tout ce qui peut y nuire. Ce qui conduit en ce moment ma plume, c'est le desir seul du bien public, l'envie de secourir l'humanité & enfin touché du sort des malheureux accablés sous le poids de ces redoutables maladies qui boulversent toutes les fonctions, par les mauvais & rigoureux traitemens qu'on leur fait essuyer. J'espere prévenir une partie de ces accidens en publiant ce précis & faisant participant tous mes Concitoyens d'une méthode aussi avantageuse que nécessaire & propre pour anéantir & chasser le germe du virus.

Cette méthode que j'annonce comme ayant une vertu au-dessus de ce que l'on peut croire, afin de l'appuyer & soutenir de tout le crédit qui lui est dû, & qu'on en juge pas par mes écrits, mais d'après ses lumières & son propre jugement. Je citerai plus loin un cas dans lequel elle m'a réussit, & comme cette seule observation pourroit ne pas encore suffire pour constater la supériorité de ses effets, & que d'en rapporter plusieurs, ce seroit m'écarter du plan que je me suis proposé; je prie tout Médecin de la Faculté, d'examiner les malades dont je suis chargé, de plus les voir après leur guérison complette; ils s'assureront par eux-mêmes de la bonté & bénignité de ma méthode.

Dans les maladies scrophuleuses, psoriques ou cutanées, dans les poulains squirreux, cancéreux & œdemateux, les cretes-fics, ragades, fleurs blanches, chancres & vieilles gonorrhées, &c. mal ſoignés & par conſéquent invétérés, & pour leſquels on a fait infructueuſement toute ſorte de remedes & qui n'ont produit aucun effet ; c'eſt-là où ma méthode curative, qui ne ſe borne pas aux cas ordinaires, ſans quoi elle ſeroit peu à apprécier ; montre toute ſa force contre ce protée ou ce fléau de l'eſpece humaine ; en un mot, pourvu que le malade n'ait pas perdu toute ſes forces & qu'il en ait encore aſſez pour prendre une legere décoction apéritive & légerement diaphorétique, dans laquelle on fait entrer 3 ou 4 onces de ma préparation anti-aphrodiſiaque, ſuivant la force, l'état & le dégré de la maladie, le malade retirera bientôt de ce remede doux & ſavoneux tous les avantages qu'on peut en attendre.

Fait qui conſtate l'obſervation que je viens ci-devant de promettre de rapporter, touchant la maladie phyllitique.

M***. au commencement de l'année 1783, avoit un poulain, ſquirreux, cancéreux & œdemateux, ſitué à la partie ſupérieur du pubis & gagnant latérallement l'aine gauche, empêchoit le malade de pouvoir être couché, ni ſur le côté, ni ſur le dos, à cauſe de la trop grande tenſion & du ravage qu'il avoit fait, par l'uſage des mauvais topiques & des différentes ſcarifications qu'on lui avoit faites mal à propos : il faut remarquer de plus que le malade avoit une fievre lente, & tomboit dans un tel dépériſſement que ſes forces lui permettoient à peine de porter un verre de tiſane à ſa bouche.

Après avoir fait l'inſpection du malade, & interrogé ſur la conduite qu'il avoit tenue pendant le cours de ſa maladie, & ſur ce qu'on lui avoit ordonné, tant à l'intérieur qu'à l'extérieur, &c. je commençai d'abord à raſſurer le patient ſur les événemens de ſon état qui l'accabloit de remords & de chagrins. Je lui preſcrivis un régime de vie & une nourriture ſuivant ſa ſituation, ſes forces & ſa conſtitution.

Je le mis enſuite à l'uſage d'une tiſane diaphorétique & légerement apéritive, dans laquelle on faiſoit entrer de ma préparation anti-aphrodiſiaque végétale qu'il continua l'eſpace de ſix jours qui ſuffirent pour faire diſparoître la fievre & réparer un peu les forces du malade ; mais l'inflammation qui étoit conſidérable n'étant pas encore beaucoup diminuée, j'y fis mettre quatre fois par jour un fort digeſtif pour diſſiper la phlogoſe & établir une louable ſuppuration ; en effet ce topique eut toute la réuſſite poſſible, il amollit & procura iſſue à la matiere virulente, la plaie devint vermeille, les calloſités & duretés qui regnoient autour de la circonférence, ſe dilaterent & le douxieme jour le malade put ſe coucher ſur le côté & y ſommeiller trois heures, ce dont il n'avoit pas eu le bonheur de jouir depuis long-tems ; le quinzieme jour je lui ordonnai un doux cathartique, qu'il prit dans ſa tiſane ci-deſſus motivée & qu'il continua deux jours conſécutifs ; le dix-ſeptieme, je lui fis prendre tous les jours 4 onces de ma préparation anti-aphrodiſiaque dans ſa tiſane accoutumée & le malade réparant ſes forces, ſe penſa lui-même, les chairs fougueuſes & baveuſes ſe terminerent en une ſuppuration abondante, le ſquirre qui étoit d'une ſenſibilité indicible occupant latérallement toute la région du bas ventre, diminua en vingt jours au moins d'un quart. *Eſt modus in rebus.*

Quoique M**. fût d'une complexion forte & jeune, il croyoit bien que le plus beau de ſa carrière étoit fini ; mais les purgations minoratives réitérées régulièrement tous les cinq ou ſix jours, jointes aux tiſanes diaphorétiques, & à ma préparation anti-aphrodiſiaque, deux mois & demi furent ſuffiſans pour que M**. recouvrat une ſanté comme celle dont il jouiſſoit ci-devant.

Un état de cette nature, des ſymptômes auſſi mortels qu'étoient ceux de M**. ne doivent-ils pas perſuader aſſez le Public que cette méthode eſt importante pour la cure des maux qui affligent ſi communément l'eſpèce humaine, l'on doit donc avoir le plus grand intérêt de la regarder comme un remède délection, *cæteris omnibus jure præferendum.*

Combien à la vérité de pauvres indigens infectés de cette déteſtable maladie, qui laiſſe toujours après elle des ſuites fâcheuſes par la vieille & ancienne routine, & la multiplicité des traitemens inſuffiſans & même dangéreux qu'on leur fait ſubir, traînent leurs jours dans une langueur continuelle, & deviennent enfin les victimes d'une foule d'ignorans & de charlatans qui prétendent avoir puiſé dans les ſecrets de la nature les moyens propres à la curation de leur maux, mais loin de leur procurer du ſoulagement, irritent encore le mal & rendent la maladie plus terrible qu'elle n'étoit auparavant.

Ces meurtriers du genre humain ne devroient-ils pas être plutôt dévoré de douleur à l'aspect de tant d'accidens qui nous environnent que d'employer des voies illégitimes en se captivant la confiance du Public assez crédule de se laisser surprendre par des raisonnemens spécieux que les effets ne démentent que trop souvent & conduisent insensiblement le malade à sa fin.

Les maladies psoriques dont je viens de parler au commencement de mon abrégé, ne doivent pas être confondues avec la maladie phyllitique, l'exemple suivant le confirmera.

La lèpre connue pour la première maladie des anciens & que certaines personnes compare inconsidérément avec la vénérienne est bien différente & n'a avec celle dont il est ici question aucune affinité, ayant donc promis d'en rapporter les diagnostics, je dirai donc que le premier progrès de cette contagion étoit de s'emparer & de corrompre l'épiderme de la peau, ensuite il se répandoit par toute l'habitude du corps, des petits ulcères qui pénétroient même jusqu'au panicule adipeux ; mais quoiqu'il en soit & qu'elle fut terrible, redoutable & contagieuse par elle-même, elle ne doit pas être regardée comme une branche de celle des aphrodisiasmes qui pénêtre non-seulement la peau, les os & se glisse jusqu'à la moëlle, & par son trajet foudroyant dérange toute l'économie animale & de la tête au pied n'épargne rien,

& dégrade l'homme d'une façon ignoble, à moins qu'on ne s'empresse à recourir à une méthode abrégée & capable de remédier à ce désordre.

Le rapport de cette maladie avec la lèpre *vel cum scabie*, ne peut être démontré clairement quelque bonne raison que l'on puisse objecter pour en prouver son affinité, c'est donc une grande erreur de croire comme le vulgaire le pense, que la vérole actuelle étoit la Lepre des anciens, il n'en est rien, selon plusieurs Auteurs qui en ont parlé avant moi, & ce qu'ils en disent paroît être fondé sur des principes incontestables, & qu'on ne peut révoquer en doute.

L'érysipele, le phlegmon, la petite vérole & toutes celles qui sont psoriques ou cutanées, ne tendent jamais à la destruction, *partium naturalium vel penis*. Et quoique dans toutes les affections écailleuses dans lesquelles l'épiderme se sépare simplement, on y trouve des symptômes ordinaires à la vérole, on ne doit pas néanmoins je le répete les confondre avec celle qui fait le sujet de ma dissertarion.

Ces maladies ayant toutes entr'elles des causes particulières qui en produisent le caractère plus ou moins violant, demandent par cette raison un traitement opposé à la vérole, c'est à quoi nous avons fait consister la plupart de nos expériences & que nous révoquons toute substance minérale & mercurielle dans des cas de cette nature, & que nous substituons en leur place les diaphorétiques mêlés aux apéritifs & aux purgatifs doux, parce qu'en détrempant, délayant & dégageant ainsi les premieres voies, atténuant & brisant les matières coagulées qui fournissent un sang trop dense ou épais, le corps se trouvera libre, donnera issue aux humeurs surabondantes qui engendre quelquefois une bile échauffée d'où dépendent souvent les maladies cutanées ou dartreuses qui deviennent si rebelles ou plutôt inguérissables lorsqu'on ne suit pas la route prescrite ci-dessus ; ou lorsqu'on fait usage de quelque médicament âcre qui y devient contraire.

Je ne m'étendrai pas davantage sur toutes ces matières, je crois avoir assez clairement développé la méthode & le chemin que l'on doit suivre dans la cure radicale de ces meurtrières maladies, l'inconvénient & l'ineptie qu'il y a de se confier entre les mains de ceux qui ne sont point de l'art, ou qui n'ont point fait des observations assidues sur de semblables accidens.

C'est à l'expérience je l'avoue à qui je suis redevable de ma découverte & de la méthode brève & succinte de guérir tous ces symptômes fâcheux, ayant différentes manières de traiter ces affections, il est indubitable que celle qui a un succès heureux, & n'est suivi d'aucune chose dangéreuse doit être préférée à toute autre, c'est aussi celle que j'ai adoptée pour éviter tout danger, je sens trop le prix de la vie & de la santé des hommes pour les exposer à des doutes & des incertitudes.

Cette méthode curative aussi facile que peu dispendieuse & à la portée de tout le monde, est d'autant plus à désirer qu'elle est sous la seule direction de M. MARIE DUCLOZ, Docteur en Médecine & Médecin Consultant de S. A. Royale MONSEIGNEUR COMTE D'ARTOIS, *demeurant rue des Prêtres Saint-Germain-l'Auxerrois, près le Pont-Neuf, au Café du Parnasse, entre le Sellier & le Boulanger, au deuxième.*

Dans l'usage de cette méthode curative, on est obligé à aucun prélimaire, à moins que les symptômes de la maladie ne soient trop graves, il faut seulement pendant le traitement se priver de crudité, viandes noires, fromage, laitage, salade, &c. Et enfin de tout ce qui peut être spiritueux, salé ou épicé; excepté toutes ces choses, on peut boire & manger à sa maniere accoutumée.

Ceux qui désireront consulter M. MARIE DUCLOZ, sont priés s'ils veulent le trouver, de venir depuis 7 heures jusqu'à 3, & depuis 8 jusqu'à 10.

Les personnes de Province pourront envoyer de simples éclaircissemens sur l'état de leur maladie, & on leur fera réponse le plus promptement possible, qu'ils ayent cependant l'attention d'affranchir les lettres.

Ceux qui seront bien aise de faire un traitement dans une chambre particulière, & y passer tout le tems qu'exigeront les symptômes de leur maladie, je pourrai leur en procurer. Il faut cependant que les accidens soient conséquens pour obliger à garder la chambre, puisqu'on voit comme je viens ci-devant de l'exposer qu'on guérit aussi sûrement en vaquant à ses affaires; mais c'est pour la plus grande commodité du Public.

On trouve aussi chez l'Auteur, un Livre de *Médecine Théorique & Pratique.*

Prix 3 livres broché.

Avec Approbation & Privilège du Roi.

A PARIS.

M. DCC. LXXXVII.

www.ingramcontent.com/pod-product-compliance
Ingram Content Group UK Ltd.
Pitfield, Milton Keynes, MK11 3LW, UK
UKHW020458220726
13923UKWH00006B/2614